新型冠状病毒感染者
居家康复实用手册

北京市卫生健康委员会 组织编写

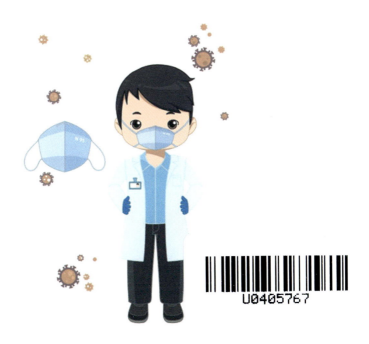

中国中医药出版社
·北 京·

图书在版编目（CIP）数据

新型冠状病毒感染者居家康复实用手册 / 北京市卫生健康委员会组织编写 . — 北京：中国中医药出版社，2022.12
ISBN 978-7-5132-8002-0

Ⅰ . ①新… Ⅱ . ①北… Ⅲ . ①新型冠状病毒肺炎—康复—手册 Ⅳ . ① R512.930.9-62

中国版本图书馆 CIP 数据核字 (2022) 第 247301 号

中国中医药出版社出版
北京经济技术开发区科创十三街 31 号院二区 8 号楼
邮政编码　100176
传　真　010-64405721
北京联兴盛业印刷股份有限公司印刷
各地新华书店经销

开本 880×1230　1/32　印张 2.125　字数 35 千字
2022 年 12 月第 1 版　2022 年 12 月第 1 次印刷
书号　ISBN 978-7-5132-8002-0

定价　29.00 元
网址　www.cptcm.com

服 务 热 线　010-64405510
购 书 热 线　010-89535836
维 权 打 假　010-64405753

微信服务号　zgzyycbs
微商城网址　https://kdt.im/LIdUGr
官方微博　http://e.weibo.com/cptcm
天猫旗舰店网址　https://zgzyycbs.tmall.com

如有印装质量问题请与本社出版部联系（010-64405510）
版权专有　侵权必究

《新型冠状病毒感染者居家康复实用手册》编委会

主　审： 王建辉（北京市卫生健康委员会）

主　编： 吴　浩（首都医科大学全科医学与继续教育学院）

　　　　　李述刚（首都医科大学公共卫生学院）

副主编： 朱文伟（北京市卫生健康委员会）

　　　　　李君念（北京市卫生健康委员会）

　　　　　蒋荣猛（首都医科大学附属北京地坛医院）

编　委：（按姓氏笔画排序）

　　　　　万方君（北京市卫生健康委员会）

　　　　　王　芳（北京市东城区社区卫生服务管理中心）

　　　　　叶财德（北京市丰台区铁营社区卫生服务中心）

　　　　　刘　珏（北京大学公共卫生学院）

　　　　　李　军（首都医科大学公共卫生学院）

　　　　　李文涛（首都医科大学全科医学与继续教育学院）

　　　　　李志敬（北京市卫生健康委员会）

　　　　　陈志海（首都医科大学附属地坛医院）

　　　　　赵亚利（首都医科大学全科医学与继续教育学院）

　　　　　郭树斌（首都医科大学附属北京朝阳医院）

　　　　　黄亚芳（首都医科大学全科医学与继续教育学院）

前言

奥密克戎 BF.7 变异株是北京本轮疫情的主要毒株。国际和国内监测数据证实,奥密克戎变异株及其进化分支的致病力和毒力相比原始株和德尔塔等变异株减弱。奥密克戎变异株感染的患者以轻型病例为主,导致的危重症的比例以及病死率较低。

为主动应对当前疫情防控工作面临的新形势新任务,帮助和指导感染者居家康复期间做好自我健康管理,北京市卫生健康委员会依据《新型冠状病毒肺炎诊疗方案(试行第九版)》和《新型冠状病毒肺炎防控方案(第九版)》,组织专家制定了《新型冠状病毒感染者居家康复实用手册(第一版)》。

当您新冠病毒核酸检测阳性或者抗原检测阳性时,请您不要惊慌,认真阅读本手册并参照执行,做自己健康的第一责任人。

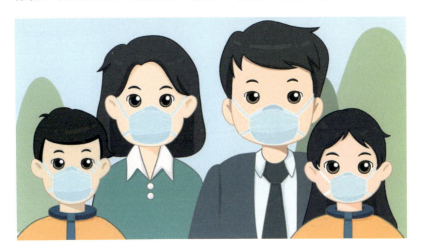

目录

一、一般须知事项　　1

（一）奥密克戎毒株概况 ………………………… 2
（二）感染者分类分级救治政策 ………………… 3
（三）居家康复人员及同住人员须知 …………… 4
（四）居家康复人员医学观察须知 ……………… 6
（五）对感染者居家隔离开展评估 ……………… 8
（六）社区（村）和基层医疗卫生机构工作要求 …… 10
（七）居家用药注意事项 ………………………… 11

二、生活相关事项　　13

（一）防范气溶胶传播 …………………………… 14
（二）做好清洁消毒 ……………………………… 15
（三）合理膳食指南 ……………………………… 17
（四）加强体育锻炼 ……………………………… 18
（五）减少直接接触 ……………………………… 19
（六）生活垃圾处理 ……………………………… 20
（七）保持心理健康 ……………………………… 21
（八）正确佩戴口罩 ……………………………… 22

三、诊疗相关事项　　27

　　（一）治疗原则……………………28
　　（二）联系家庭医生………………29
　　（三）对症处理……………………29
　　（四）自我健康风险评估…………30
　　（五）医院就诊指征………………32
　　（六）可能经历的临床症状与病情过程……33
　　（七）老年人新冠发病的五大特点……34
　　（八）诊断分级标准………………35
　　（九）儿童新冠病毒感染防治……37
　　（十）儿童退热常用药……………42
　　（十一）解除隔离…………………45
　　（十二）新冠病毒感染者用药目录……46

四、自测抗原方法　　53

　　自测抗原方法……………………54

五、提醒注意事项　　56

　　（一）紧急就医提醒………………57
　　（二）重要事项提醒………………58

一、一般须知事项

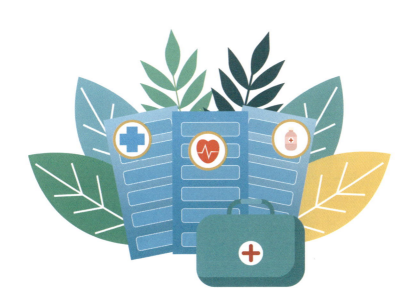

一般须知事项

（一）奥密克戎毒株概况

目前，我国主要流行的病毒为奥密克戎变异株。

从病毒特征看，与新冠病毒原始株相比，奥密克戎毒株具有传播力明显增强、潜伏期缩短、传代时间缩短等特点，但是该毒株的致病力和毒力相对减弱，主要侵袭上呼吸道，导致肺炎的比例较低，导致重症和死亡的比例也相对较低。

奥密克戎变异株引起重症和死亡的比例明显低于之前原始株和关切变异株，这既与奥密克戎变异株本身特点有关，也与我国人群疫苗接种的普及和国家所采取的积极防控策略有关。研究发现，不同人群重症死亡风险存在差异，老年人群、未接种新冠疫苗、基础疾患是感染新冠病毒后重症死亡的高风险因素。真实世界大样本研究已证实，新冠疫苗对于奥密克戎毒株所致的重症死亡风险具有明显保护作用。

研究证实，在通风良好的环境或开放的公共场所，新冠病毒载量更低，感染风险更低。因此，加强室内通风（尤其是冬季）可有效降低环境中新冠病毒浓度，降低感染风险。

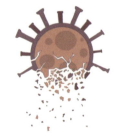

（二） 感染者分类分级救治政策

我市对感染者实行科学分类收治，具备居家隔离条件的无症状感染者和轻型病例一般采取居家隔离，也可自愿选择集中隔离收治。对不具备居家条件的轻症感染者，原则上进入方舱医院进行隔离治疗，重症的感染者和老、幼、残、孕及基础病较重的感染者，到定点医院或各类医疗机构进行分级诊疗。

专家建议，一般患者可居家康复，把有限的医疗资源留给重症高风险人群。如出现发热、咳嗽等症状，可服用解热镇痛药，采用物理降温，或者在医生指导下服用抗病毒药物、中药等；切忌多种药物混合在一起服用，否则可能增加药物的不良反应，产生不利影响。

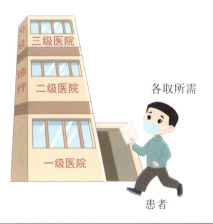

一般须知事项

（三）居家康复人员及同住人员须知

1. 非必要不外出、不接受探访。对因就医等确需外出人员，要全程做好个人防护，点对点到达医疗机构，就医后再点对点返回家中，尽可能不乘坐公共交通工具。同住人须做好个人防护，加强自我健康监测，共同遵守居家隔离康复要求。
2. 有特殊治疗和用药需求的人员，向社区报备后，选择合适方式前往就医。出现危急重症时，可直接拨打120急救电话或者选择合适方式前往医疗机构救治。
3. 居家隔离康复人员原则上单独居住在通风良好的房间。房间内须配备体温计、纸巾、口罩、一次性手套、消毒剂等个人防护用品以及带盖的垃圾桶、消毒产品等防疫物资。使用专用餐饮具，采用分餐制。
4. 居家隔离康复人员进入家中公共区域应规范佩戴N95/KN95口罩，同住人与其接触时，或处理其污染物及污染物体表面时，应当做好自我防护，佩戴N95/KN95口罩、一次性手套，倡导与其保持1米以上距离，做好手卫生。
5. 按要求做好每日开窗通风。室内开窗通风，原则上每天2~3次，每次至少30分钟。中央空调应关闭回风，按照全新风模式运行。
6. 卫生间需做好日常清洁和消毒。坐便器冲水时，先盖马桶盖，再冲水。淋浴排水地漏或卫生间地漏保证水封，可以将地漏注上水进行封堵，如使用塑料袋灌水扎紧，放在地漏上封堵，使用时打开。除淋浴排水外，其他地漏均应封堵。

7. 建议养成居家日常清洁消毒的习惯。居家消毒以清洁为主，消毒为辅。应对重点环节、对象进行消毒，如餐饮具、快递、门把手等。

8. 生活垃圾要妥善处理，每次清理垃圾时用双层塑料袋装好并扎紧袋口，并对其外表面和封口处消毒后，由同住人佩戴 N95/KN95 口罩及戴乳胶手套将垃圾放至社区指定位置。

9. 除生活必需品和药品外，尽量不要订购其他快递、外卖。采取无接触方式收取快递、外卖。

10. 养成健康生活方式。加强身体锻炼，坚持作息规律，保证睡眠充足，健康饮食，保持健康心态，不恐惧不焦虑。

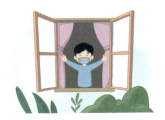

一般须知事项

（四）居家康复人员医学观察须知

1. 做好每日两次健康监测记录。监测内容包括以下两个方面。
（1）新冠病毒感染相关症状，如有无发热、咽干、咽痛、流涕、鼻塞、咳嗽、喘憋、气短或呼吸困难、腹泻、嗅觉和味觉改变、食欲明显下降、大小便异常等。
（2）原有基础疾病相关症状，有慢性肺部疾病、糖尿病、高血压、心血管疾病者监测有无头痛、头晕、气短、憋喘、胸闷、心慌、胸痛等，有高血压者监测血压、心率或脉搏，有糖尿病者根据既往血糖情况监测快速血糖，有气短、憋喘、胸闷等呼吸困难症状时监测呼吸频率、指氧饱和度（特别是静息状态和活动后的指氧饱和度）。

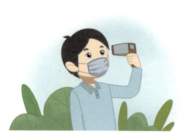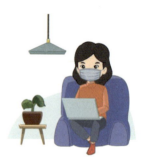

2. 达到解除隔离条件的，可按规定解除隔离或返岗。

3. 出现发热、咳嗽等11类症状时，可进行对症处置或口服药治疗。有需要时也可联系基层医疗卫生机构医务人员或通过互联网医疗形式咨询相关医疗机构。

4. 居家康复人员如出现严重症状，可通过自驾车、120救护车等方式，转至相关医院进行治疗，如需帮助可联系社区工作人员。

5. 感染者在隔离期间应单独房间居住，遵守居家康复人员及同住人员须知，控制外出。讲究咳嗽礼仪，咳嗽、打喷嚏时用纸巾或肘部遮盖口鼻，不随地吐痰，用后的纸巾及口罩丢入专门的带盖垃圾桶内。如病情允许，感染者在室内也应戴好口罩，尽量减少到室内其他区域活动。

6. 未成年人、生活不能自理或其他情形需有人进行生活照顾的，要确定1名相对固定的家庭成员作为陪护进行照顾。首选身体健康且完成全程疫苗接种及加强剂的人员。如感染者为哺乳期母亲，在做好个人防护的基础上可继续母乳喂养婴儿。

一般须知事项

7. 因取生活物资等需要开门前,务必先关闭窗户,观察对门是否开门(避免对面房间同时开门),开门时务必戴好N95/KN95口罩,开关门应轻拉慢推,开门前后做好手卫生。

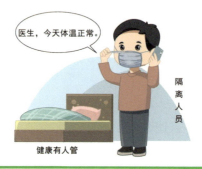

(五) 对感染者居家隔离开展评估

1. 新冠病毒感染者自身条件

(1) 无症状或无呼吸困难、静息和活动后指脉氧饱和度 ≥95%。

(2) 无严重心肝肺肾脑等重要脏器功能不全等其他基础疾病需要住院治疗的情形。

(3) 有自主生活能力,可以自主行走;如生活不能自理,至少有1名可以照顾感染者的成年家庭成员。

(4) 无严重精神疾患。

2. 家庭条件

（1）在条件允许的情况下，居家康复人员尽可能在家庭相对独立的房间居住，使用单独卫生间。

（2）通风条件不良（如半地下室和地下室）、多户共用卫生间、握手楼等原则上不建议作为居家隔离场所。

（3）所在社区（村）具备生活和基本医疗支持条件。

> 注：65周岁及以上老年人、12周岁及以下未成年人、孕产妇、伴随基础性疾病者，由医务人员评估后进行确认。如家庭成员和感染者自阳性之日开始计算，一同居住、生活超过两小时，如有另外的房间隔离，经充分知情同意后，可以居家隔离观察。

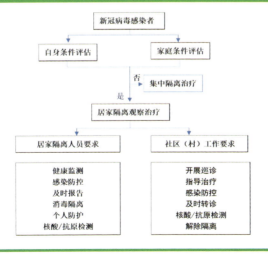

(六) 社区（村）和基层医疗卫生机构工作要求

1. **建立联系。** 发挥各地疫情防控社区（基层）工作机制的组织、动员、引导、服务、保障、管理等重要作用。基层医疗卫生机构公开咨询电话，告知居家康复注意事项，并将居家康复人员纳入网格化管理。对于独居老人、有基础疾病者、孕产妇、血液透析者等居家康复特殊人员建立台账，做好必要的医疗服务保障。
2. **给予指导。** 居家康复人员根据说明书规范进行抗原检测，必要时可请基层医疗卫生机构给予指导。基层医疗卫生机构对有需要的人员给予必要的合理用药指导。
3. **协助就医。** 社区或基层医疗卫生机构收到居家康复人员提出的协助安排外出就医需求后，要及时了解其主要病情，由基层医疗卫生机构指导急危重症患者做好应急处置，并协助尽快闭环转运至相关医院救治。要以区为单位，建立上级医院与城乡社区的快速转运通道。
4. **心理援助。** 以地市为单位建立畅通心理咨询热线。基层医疗卫生机构和社区要将心理热线主动告知居家康复人员，方便其寻求心理支持、心理疏导帮助。对于发现的心理或精神卫生问题较严重者，可向本地精神卫生医疗机构报告，必要时予以转介。

5. **个人防护**。与居家康复人员接触时,应当做好自我防护,尽可能保持 1 米以上距离。

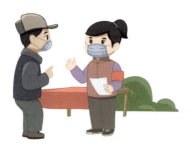

(七) 居家用药注意事项

轻症患者居家康复期间,应根据自身情况,科学合理用药。

1. 没有症状不要服药。退热药、感冒药、止咳药、化痰药都不能预防疾病,只能缓解症状。没有症状时,切不可盲目服药,虽然很多药品都是非处方药(OTC),但使用不当也会出现副作用,容易造成肝肾功能损伤。具体用药建议,请务必按药品说明书服用或咨询医生。

一般须知事项

2. 退热药与复方感冒药不要一起服用。退热药不可与常见的感冒药同时使用,也不可与部分感冒类中成药同时使用。很多复方感冒药、中成药中也含有对乙酰氨基酚,随意混用会增加药物过量的风险。
3. 不要随意使用抗生素。新冠肺炎属病毒性感染,抗生素(如阿莫西林、头孢类抗生素等)通常针对的是细菌感染,故抗生素不适用于新冠肺炎。
4. 婴儿、孕妇、老年人等特殊人群要谨慎用药。服用退热药一定要认真阅读说明书或咨询医生。

居家用药,安全第一。如果居家期间出现症状加重,请及时到附近的医疗机构进行诊疗;如果有药物使用方面的疑问,可到医疗机构进行用药咨询。

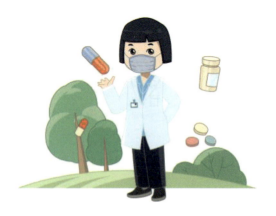

二、生活相关事项

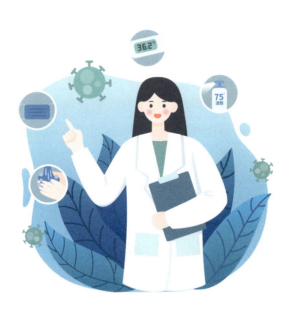

生活相关事项

（一）防范气溶胶传播

1. 通风通气阻断

　　厨房使用抽油烟机、排风扇时，应全程保持开窗自然通风；卫生间加强开窗通风，保持空气流动；无自然通风条件，需开启排气设备进行通风换气；室内开窗通风，原则上每天 2~3 次，每次不少于 30 分钟，可根据气候条件延长开窗时间。通风时注意做好保暖。

2. 下水阻断

　　坐便器要及时补水，每天注水两次以上，每次不少于 350mL；淋浴排水地漏或卫生间地漏保证水封，可封堵地漏注上水，如用塑料袋灌水扎紧，放在地漏上封堵，使用时打开。除淋浴排水外，其他地漏均应封堵。坐便器冲水时，先盖马桶盖，再冲水。

3. 中央空调阻断

　　关闭回风，新风全部取自室外，采用全新风模式运行。

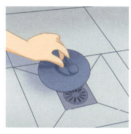 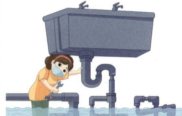

（二）做好清洁消毒

　　为最大限度减少风险，建议养成居家日常消毒的习惯。但应注意以下要点。

1. 居家消毒应以清洁为主，消毒为辅，消毒并非必须用消毒剂，居家优先使用阳光暴晒、热力等物理消毒方法。
2. 应对重点环节、对象进行消毒，如餐饮具、快递、门把手等。

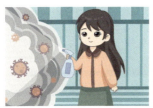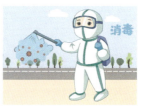

3. 消毒剂应按照使用说明书，根据不同消毒对象，配制合适浓度，以适当的方法消毒。
4. 消毒时做好个人防护，配制消毒剂需戴口罩、手套，并在通风良好的环境下进行，配制好的消毒剂应尽快使用。

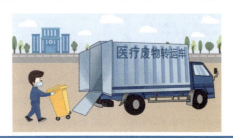

生活相关事项

5. 消毒误区

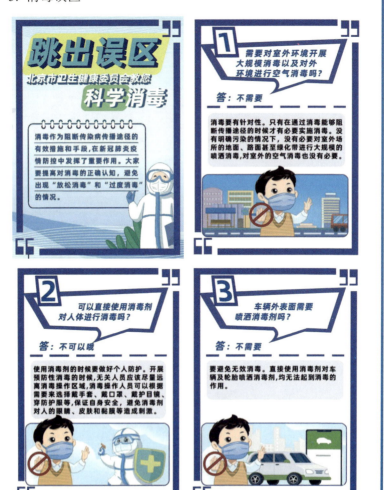

新型冠状病毒感染者 居家康复实用手册

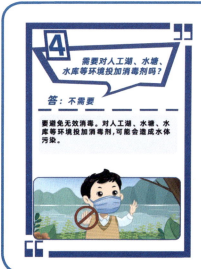

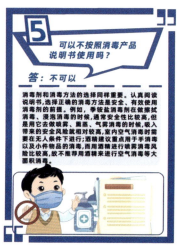

（三）合理膳食指南

1. 能量要充足，每天摄入谷薯类食物250~400克，包括大米、面粉、杂粮等。
2. 保证蛋白质，每天摄入优质蛋白质类食物120~200克，如瘦肉、鱼、虾、蛋、大豆等，尽量保证每天1个鸡蛋、300~500克的奶及奶制品。
3. 摄入必需的脂肪酸，通过多种烹调植物油增加必需脂肪酸的摄入，特别是富含单不饱和脂肪酸的植物油。

生活相关事项

4. 多吃新鲜蔬菜和水果，蔬菜每天摄入 300~500 克，水果每天 200~350 克，多选深色蔬菜。

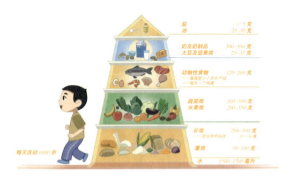

（四）加强体育锻炼

1. 中医导引操

可选择八段锦、太极拳、五禽戏等传统运动增加身体各部肌力，改善平衡力和柔韧性。可选择六字诀等进行呼吸导引训练，以增加呼吸肌力量及肺活量。相关视频可从网上搜索获取。

2. 广播体操

广播体操具有中等强度的运动刺激，对提高机体各关节的灵敏性，增强大肌肉群力量，促进循环系统、呼吸系统和精神传导系统功能改善均具有积极作用。

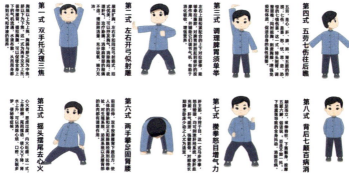

3. 其他适宜运动

根据个人习惯,在网络上选择适宜的运动项目进行居家锻炼,以促进早日康复。

(五) 减少直接接触

1. 隔离期间留在自己的房间里,要关上门。避免与其他同住人有面对面接触。如果需要在其他同住人在场的情况下离开房间,必须正确佩戴 N95/KN95 口罩。其他同住人不应进入隔离房间。避免与其他同住人共同进餐和共享任何私人物品(包括毛巾、餐具、水杯、漱口瓶及牙膏等)。

生活相关事项

2. 可在隔离房间门口放一把椅子，将物品放到椅子上，送物品人员离开后，须正确佩戴 N95/KN95 口罩，开门取物，避免面对面接触。

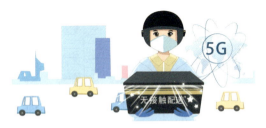

（六） 生活垃圾处理

将垃圾袋扎好，最好用双层袋，避免泄漏，喷洒消毒剂后，交由同住人协助处置。同住人在处理垃圾时，须戴 N95/KN95 口罩及乳胶手套，对外包装消毒后将垃圾放置在指定地点，事后做好手消毒。

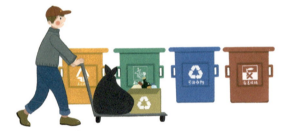

（七）保持心理健康

1. 为减少焦虑、恐惧、紧张、烦躁的情绪，可用兴趣爱好充实自己的生活。
2. 保持规律的日常作息及娱乐，良好的心情有助于提高机体免疫力。
3. 定期与家人、亲属、朋友通过网络、微信等沟通交流，相互支持，相互鼓励。
4. 如果出现情绪低落或受某些不良情绪影响，可主动与信任的人倾诉获得心理支持，消除负面情绪。
5. 必要时可寻求心理专业人员支持，拨打心理援助热线。

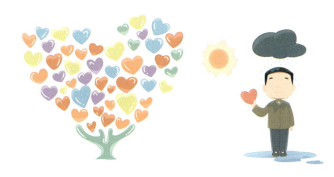

生活相关事项

（八） 正确佩戴口罩

1. 医用防护口罩佩戴误区

（1）口罩下带位置过低，或未拉紧，口罩下部会漏气。

（2）下带未套过头，口罩下部会漏气。

（3）口罩上带过低，或未拉紧，口罩上部会漏气。

（4）上下带交叉戴反，口罩变形，从侧面漏气。

（5）口罩上下带被剪断，改成耳带，影响气密性。

（6）口罩戴反，金属边条在下面。

（7）口罩未遮住鼻子。

（8）口罩未托住下巴。

（9）叠戴两个口罩，影响气密性。

2. 医用外科口罩佩戴误区

（1）口罩戴反，金属边条在下面。

（2）口罩戴反，浅色面朝外。

（3）口罩未遮住鼻子。

（4）口罩戴在下巴上。

3. 注意事项

（1）口罩内部易附着人体呼出的蛋白质和水分等物质，长时间不更换会导致细菌滋生。医用防护口罩累积佩戴时间不得超过 4 小时。医用外科口罩累积佩戴时间不得超过 8 小时。

（2）口罩在变形、潮湿或有明显脏污时，防护性能会降低，需及时更换。

（3）多个口罩同时佩戴并不能有效增加防护效果，反而增加呼吸阻力，并可能破坏口罩的气密性。

4. 如何佩戴、摘取医用防护口罩

（1）佩戴步骤

①佩戴口罩前按《医务人员手卫生规范》实施洗手。

②检查口罩外包装，口罩需在有效期内，包装无破损。

③打开口罩，用手托住口罩，使鼻夹位于指尖，让头带自然垂下。

④鼻夹朝上，用口罩托住下巴。将下口罩带（颈带）拉过头顶，放在颈后耳朵以下的位置，将上口罩带（头带）拉过头顶，放在脑后较高的位置。

⑤将双手指尖放在金属鼻夹顶部，用双手，一边向内按压，一边向两侧移动，塑造鼻梁形状。

⑥气密性检查：用手罩住口罩并快速呼吸，确保口罩不会漏气，佩戴完成。

生活相关事项

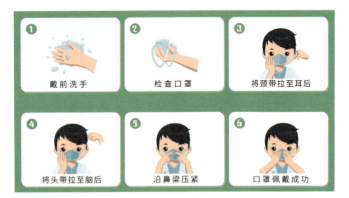

（2）摘取步骤

①用手慢慢地将颈部的下口罩带（颈带）从脑后拉过头顶。

②拉上口罩带（头带）摘除口罩。对于配有可拆卸调节装置的口罩，双手可从后方稍用力拉扯口罩带，将其与调节装置脱开，捏住口罩带摘下口罩。

③用手捏住口罩系带丢入医疗废物容器内，整个过程手不应触及口罩。

5. 如何佩戴、摘取医用外科口罩

（1）佩戴步骤

①清洁双手：佩戴和摘除口罩时要洗手，摘除口罩时不用手直接接触口罩外表面。

②辨内外：分清口罩的正、反面，保持深色面朝外。

③严密合:将口罩覆盖面部,使鼻夹结构在上面。固定头带或耳带。按压金属条使之紧贴鼻梁,使口罩与面部紧密贴合,口罩要遮盖鼻、口和下颌。

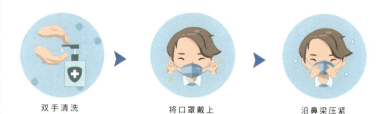

双手清洗　　　　将口罩戴上　　　　沿鼻梁压紧

(2)摘取步骤

①抓住耳带解下口罩。

②避免接触口罩外面。

③用手捏住口罩系带,将口罩丢入医疗废物容器内。

6. 口罩临时保存方式

(1)保存误区

①拉至下巴处　　　　　　×

②挂在耳朵一侧　　　　　×

③直接放在包里/兜里　　×

④挂在手臂或手腕上　　　×

⑤随意放在桌子上　　　　×

生活相关事项

（2）正确保存方式

① 可悬挂于清洁、干燥、通风处

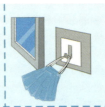

② 有独立包装的口罩，取下后朝内对折，放回原包装袋内

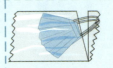

③ 桌子用酒精消毒后铺上洁净纸巾，口罩朝内对折放置在纸巾上，上方再覆盖一层纸巾

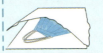

④ 将 A4 纸对折，口罩朝内对折后，放入 A4 纸中，口罩系带不要放入

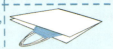

⑤ 自备收纳袋，将口罩放入，注意消毒并定期更换

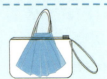

三、诊疗相关事项

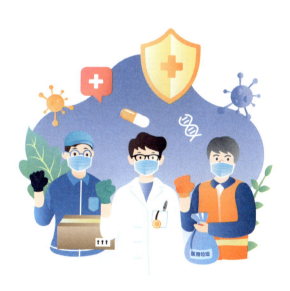

诊疗相关事项

（一）治疗原则

1. 卧床休息，加强支持治疗，保证充分能量和营养摄入；注意水、电解质平衡，维持内环境稳定。
2. 密切监测生命体征，特别是静息和活动后的指氧饱和度等。
3. 按药品说明书规范使用退热药及中成药（OTC），避免盲目或不恰当使用抗菌药物，尤其是联合使用广谱抗菌药物。
4. 有条件者可使用家用制氧机进行经鼻高流量氧疗。

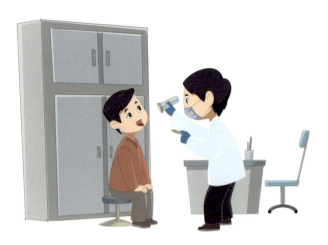

（二）联系家庭医生

当您出现发热、咳嗽等症状，需要进一步健康咨询和诊疗时，可首选居住地附近的基层医疗卫生机构就诊，或联系您的家庭医生寻求帮助。如果您尚未签约家庭医生服务，可通过社区网格化服务途径，通过"北京市基层医疗卫生机构家庭医生（团队）服务信息查询（试用版）"及时查找联系本社区（村）家庭医生（团队），网址链接：https://jtys.bjtjzx.com/SQ/dist/index.html。医务人员将根据您的症状和相关情况给出具体指导意见。如您病情较重，可直接前往附近的医院或基层医疗卫生机构就诊。

（三）对症处理

1. 针对发热、咽痛等 6 类中医诊断症状选择合适的中成药（详见下文用药目录）。
2. 针对咳嗽、咳痰等 4 类临床症状选择合适的西药（详见下文用药目录）。
3. 发热的一般处理：如体温 38.5℃以下，物理降温为主，超过 38.5℃者可予布洛芬或对乙酰氨基酚口服等降温。
4. 您如果需要吸氧治疗的，可联系家庭医生团队或附近医疗机构进行评估，在医院或家庭进行吸氧治疗。

诊疗相关事项

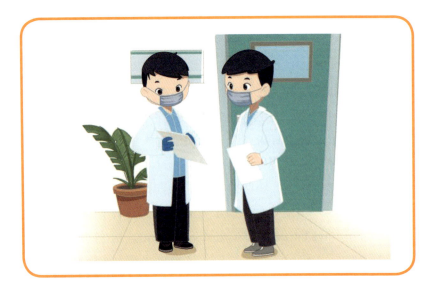

（四）自我健康风险评估

新冠肺炎相关风险评估标准如下。

风险等级	居民情况		
绿色标识 低风险一般人群	1. 年龄＜80岁 2. 无基础疾病	1. 年龄＜80岁 2. 基础疾病稳定 3. 全程接种疫苗	
黄色标识 中风险次重点人群	1. 年龄＜65岁 2. 基础疾病不稳定 3. 全程接种疫苗	1. 年龄65~80岁 2. 基础疾病稳定 3. 未全程接种疫苗	1. 年龄＞80岁 2. 无基础疾病或基础疾病稳定 3. 全程接种疫苗
红色标识 高风险重点人群	1. 年龄＜65岁 2. 基础疾病不稳定 3. 未全程接种疫苗	1. 年龄65~80岁 2. 基础疾病不稳定 3. 无论是否全程接种疫苗	1. 年龄＞80岁 2. 基础疾病稳定或不稳定 3. 未全程接种疫苗

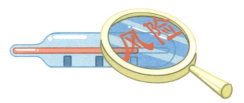

如果按照上述评估标准无法进行分级的，可采取下表进行补充评估，确定健康风险级别。

评估内容		评分
年　龄	＜65岁	0
	65~80岁	1
	＞80岁	2
基础疾病	无基础疾病	0
	基础疾病稳定	1
	基础疾病不稳定	2
疫苗接种	未接种疫苗	2
	未全程接种疫苗	1
	全程接种疫苗	0
绿色标识（低风险一般人群）		0~1
黄色标识（中风险次重点人群）		2~3
红色标识（高风险重点人群）		4~6

对于低风险一般人群，主要以健康监测为主。对于中风险次重点人群，要加强居家观察、规范用药，必要时要及时就医。对于高风险重点人群，要及时联系家庭医生或附近医院进行评估，根据需要及时就医或转到定点医院诊疗。

诊疗相关事项

（五）医院就诊指征

居家康复感染者出现以下情况，要就近选择医疗机构及时就诊。

＞12 岁人群	≦12 岁儿童
符合下列其中的任何一条： （1）出现呼吸困难或出现气促，呼吸频率≥30 次 / 分 （2）静息状态下，吸空气时指氧饱和度≤93% （3）胸部感到持续疼痛或持续压迫感 （4）眩晕、无法醒来或保持清醒 （5）皮肤嘴唇或指甲床苍白、灰色或发青 （6）原有基础疾病等明显加重	符合下列任何一条： （1）持续高热（腋下体温≥39℃）超过3 天 （2）出现气促（＜两月龄，呼吸频率≥60 次 / 分；2~12 月龄，呼吸频率≥50 次 / 分；1~5 岁，呼吸频率≥40 次 / 分；＞5 岁，呼吸频率≥30 次 / 分），除外发热和哭闹的影响 （3）静息状态下，吸空气时指氧饱和度≤93% （4）辅助呼吸（鼻翼扇动、三凹征） （5）出现嗜睡、惊厥 （6）拒食或喂养困难，有脱水征 （7）其他经医生评估后需要住院的情形

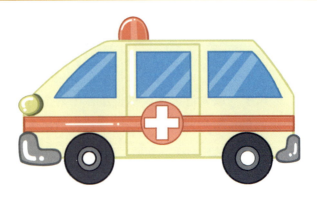

(六) 可能经历的临床症状与病情过程

奥密克戎 BF.7 变异株是北京本轮疫情的主要毒株。它的一大特点是连续性。有专家针对奥密克戎感染的几种临床表现，给出了更为细化的定义，其将轻症分为轻、中、重度三种。轻度表现为喉痛、流涕、鼻塞、咳嗽；部分人会有低、中度发热，一般在 39℃ 以下，2~3 天退热。中度轻症，表现类似于流感，症状较重，如咽喉痛、头痛、全身酸痛、乏力、咳嗽，发热可能在 39℃ 以上等。重度轻症则表现重于流感，主要是全身疼痛更为厉害，咳嗽剧烈，有的还伴有腹泻；出现 39℃ 甚至 40℃ 以上高热，且发热时间长，可达 5 天以上。发病初期，患者可能会出现咽干咽痛、咳嗽、发热等症状。感染奥密克戎 BF.7 后，青壮年患者发热一般不超过 3 天。普通中青年患者感染新冠病毒后，从发病第 1 天到第 7 天的"症状过程"如下。

· 发病第 1 天
症状较轻。可能感到轻微咽干咽痛、身体乏力
· 发病第 2 天
开始出现发热症状，部分年轻人高热至 39℃ 左右。同时咽部不适感加重
· 发病第 3 天
症状最重的一天。高热 39℃ 以上，浑身酸疼乏力，咽痛加剧
· 发病第 4 天
体温的高峰开始下降。很多人从这一天体温降为正常，不再发热。但仍然咽痛咽痒。一部分人开始流涕、咳嗽
· 发病第 5 天
体温基本降到正常。但是鼻塞、流涕、咽痛、咳嗽、身体乏力仍然存在

诊疗相关事项

- **发病第 6 天**
不再发热。咳嗽、流涕等症状加重。前期病毒导致的呼吸道黏膜破坏,人体通过流涕、咳嗽排出坏死的细胞。可能出现核酸转阴
- **发病第 7 天**
所有的症状开始明显好转。核酸很大可能转阴

普通中青年的发病过程适用于以上情况,接种过新冠疫苗并完成加强免疫的人群病程更短、病情更轻。而部分老年人,尤其是 70 岁以上有基础疾病的老年人病程更为复杂。老年人感染病毒 5 天前后,如仍发热或有明显的憋气症状,需到医院就诊做进一步检查,来诊断是否存在肺部感染。

(七) 老年人新冠发病的五大特点

针对本轮流行的奥密克戎 BF.7,部分老年人感染新冠病毒后与青壮年表现出差异。总体来说,70 岁以上有基础疾病的老年人病程更为复杂,呈现以下特点。

1. 70 岁以上有基础病的老年人热程容易超过 3 天。青壮年发热一般不超过 3 天,老年人热程复杂,并同时伴有呼吸道症状加重。
2. 有基础病的老年人感染新冠后,基础病会加重。如高血压老年人感染后可能血压不稳定、脑血管基础病老年人感染后有脑梗或出血风险等。
3. 老年人核酸转阴后,基础病往往需要持续治疗。青壮年

患者核酸转阴后往往伴随其他症状消退，而老年人经过抗病毒治疗核酸也一周转阴，但加重的基础病不一定随之稳定，需根据个体状况持续治疗。
4. 有重症风险的老年人，需住院进行抗病毒治疗。青壮年无症状感染者及轻症患者只需对症治疗。但有重症风险的老年人，需住院在医生指导下进行抗病毒治疗。
5. 没有接种疫苗的老年人，重症风险明显增高。接种过加强免疫的老年人，病情会明显减轻，并且死亡的可能性会大大下降。

（八）诊断分级标准

目前临床对新冠患者有明确的分级标准。医院收治的感染者从轻到重分为轻型、普通型、重型和危重型4类。

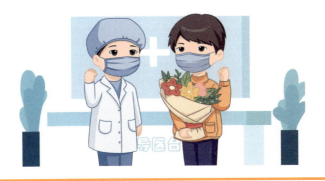

诊疗相关事项

无症状	轻型	普通型	重型	危重型
核酸检测阳性，没有自我感受到的明显不适	核酸检测阳性，有发热、咽干、咽痛、咳嗽、头痛、肌肉酸痛等相关症状，经医生诊断，无肺炎体征	具有轻型临床表现，影像学可见肺炎表现	成人符合下列任何一条：1.出现气促，RR≥30次/分；2.静息状态下，吸空气时指氧饱和度≤93%；3.动脉血氧分压（PaO_2）/吸氧浓度（FiO_2）≤300mmHg（1mmHg=0.133kPa）；高海拔（海拔超过1000米）地区应根据以下公式对PaO_2/FiO_2进行校正：PaO_2/FiO_2×[760/大气压(mmHg)]；4.临床症状进行性加重，肺部影像学显示24~48小时内病灶明显进展>50%者。 儿童符合下列任何一条：1.持续高热超过3天；2.出现气促（＜两月龄，RR≥60次/分；2~12月龄，RR≥50次/分；1~5岁，RR≥40次/分；＞5岁，RR≥30次/分），除外发热和哭闹的影响；3.静息状态下，吸空气时指氧饱和度≤93%；4.辅助呼吸（鼻翼扇动、三凹征）；5.出现嗜睡、惊厥；6.拒食或喂养困难，有脱水征	符合以下情况之一者：1.出现呼吸衰竭，且需要机械通气；2.出现休克；3.合并其他器官功能衰竭需ICU监护治疗

（九）儿童新冠病毒感染防治

1. 虽然奥密克戎变异株的传播力更强了，但是家长与孩子只要做好以下几点，依然可以减少感染的概率：

    外出时与他人尽量保持 1 米以上距离，做好个人防护。

    不要带儿童去人群密集的场所、通风不良的室内或与他人长时间接触。

    长期居家时，应做好室内通风。在北方冬季，尽量选择在儿童外出活动时进行通风，或对每个房间进行单独通风，避免儿童感冒。

    应避免接触公共场所的物体表面，减少感染概率。

    坚持运动可以增强儿童体质。

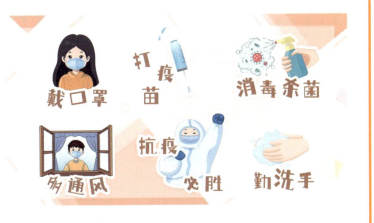

诊疗相关事项

　　咳嗽或打喷嚏时用弯曲的肘部或纸巾遮掩口鼻,并将用过的纸巾立即扔进封闭的垃圾箱,然后洗手或使用含酒精成分的免洗洗手液消毒。

　　接种新冠疫苗。3岁以上儿童及时接种新冠疫苗有助于预防重症。

2. 儿童感染奥密克戎变异株后有什么症状?需要注意什么?

　　儿童感染奥密克戎变异株后,以发热咳嗽为主要表现,热度不一,可以有鼻塞、流涕等症状,或肌肉酸痛、乏力、恶心、呕吐、腹泻等症状,低龄儿童可能因高热引起热性惊厥。

　　出现下面情况之一应立即送医院救治:

　　3个月以下的婴儿一旦出现发热症状;

　　儿童持续发热超过3天,或者一直处于持续高热,精神状态很差,总想睡觉,总打蔫儿;

　　儿童频繁咳嗽,已经影响了日常生活,影响了正常睡眠;

　　儿童呼吸增快、呼吸困难;

　　婴儿出现了呻吟、喘憋、脸色难看、脸色苍白,或者频繁呕吐、尿量减少、频繁腹泻症状;

　　儿童说某一个部位固定的疼痛;

　　儿童出现抽搐,甚至意识障碍。

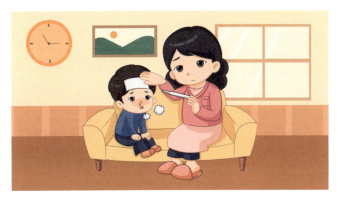

3. 儿童感染新冠病毒后出现发热等症状家长应如何应对？

了解发热是儿童感染或者应激状态下，体内的一种正常的生理反应，不必过度紧张焦虑。

如何防护：儿童感染后，家长应做好个人防护，分开就餐，清洗消毒餐具；家长在接触儿童及其物品后应洗手和消毒。此外，家长及监护人也应监测自己的体温，如出现症状应及时隔离、休息。

如何照护：对于症状较轻的儿童，注意休息，清淡饮食，通常不用特殊治疗；对于婴幼儿，还应密切注意孩子的精神状态和反应，当孩子出现哭闹不止、拒奶等现象时考虑及时就医。

家庭用药：主要是对症治疗。当儿童体温超过38.5℃或之前有过抽搐史，应及时给予退热药物治疗，常用的退热药有布洛芬或对乙酰氨基酚，给药时应根据孩子的年龄和

诊疗相关事项

体重调整剂量。6个月以上的孩子，家中可以备布洛芬或对乙酰氨基酚。6个月以下、两个月以上的孩子，可备对乙酰氨基酚。两个月以下的孩子一般不服用退热药，出现发热后应及时就医。布洛芬和对乙酰氨基酚4~6小时用药一次，24小时内不应超过四次。

抗菌药物的使用：抗菌药物用于治疗细菌性感染，无抗病毒效果，如果没有合并细菌感染，不应使用。

特别提醒：服用退热药物的目的主要是为了缓解儿童症状，减少不适感，不用追求一定要将体温降至正常。

4. 儿童外出就诊时应注意什么？

就诊时尽量不要乘坐公共交通工具，按要求佩戴口罩，注意孩子的小手不要乱摸，更不要用不洁净的小手触摸眼、口、鼻。需按预约时间前往医院就诊，减少在医院候诊时间。

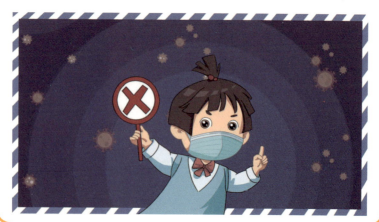

5. 新冠病毒不断变异，成人及3岁以上儿童接种新冠疫苗为什么能够保护儿童群体？

当前我国推荐成人及3岁以上儿童可以接种新冠疫苗，当儿童周围人群都接种新冠疫苗后，体内产生足够的保护性中和抗体能够降低感染和重症概率，可以间接保护低龄儿童免受新冠病毒的感染。

接种新冠疫苗后可以一定程度降低新冠病毒感染的概率，随着时间推移，体内的中和抗体水平衰减，预防感染的能力降低，依然可能会被感染。

因此，即使已完成三针新冠疫苗接种，仍需要做好个人防护，正确佩戴口罩，尽量不去人群密集的地方，注意个人手部卫生，做好居家通风消毒等预防感染措施。

保护好自己，也就是保护好周边的人。

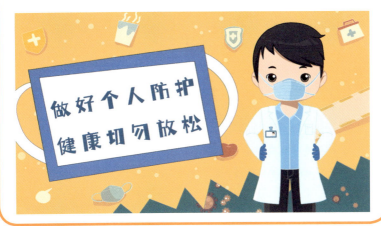

（十）儿童退热常用药

1. 儿童退热常用药

以水银温度计测量腋温为准，如体温超过38.5℃，视情况可予服用退热药（但特殊情况除外，如有高热惊厥史的，需提早在38℃或之前的发热阈值用退热药），一般体温低于38.5℃时可以给予物理降温。儿童的退热药推荐：对乙酰氨基酚或布洛芬，这两个药名都是药品的通用名，它们的商品名可能有很多种，但是只要通用名一致就是一种药。常用的剂型为口服混悬剂，对于不能口服的孩子也可以选择栓剂。药物也是以上两种，其中对乙酰氨基酚适用于3个月以上的儿童，而布洛芬适用于6个月以上的儿童，选择1种药物服用即可。3个月以下的婴儿发热，建议采用物理降温法退热，如温水浴等。

口服混悬剂可参考如下服法。

对乙酰氨基酚：每次10~15 mg/kg，4~6小时可重复一次，24小时不超过4次。

布洛芬：每次5~10 mg/kg，4~6小时可重复一次，24小时不超过4次。

也可以参考相应药品的说明书，说明书中会根据孩子体重或年龄有相应的推荐剂量。但是不同药品说明书的药物含量是不同的，所以记得一定不要弄混。

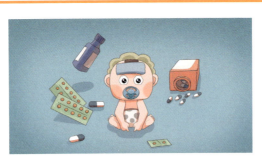

2. 使用退热药的注意事项

（1）以上两种退热药选择一种使用即可，一般不需要交替使用两种退热药物，因为退热的主要目的是减少发热带来的身体不适，而不是一味地将体温降到最低。只有在使用1种退热药后不到4小时，体温又升到38.5℃以上，方可考虑交替使用两种退热药，但一定注意计算好用药剂量。

（2）对乙酰氨基酚与布洛芬不要与含退热成分的复方感冒药物同时使用，如小儿氨酚烷胺颗粒、小儿氨酚黄那敏颗粒等。这些药中均含有对乙酰氨基酚，同时服用会导致剂量叠加，从而带来风险。不推荐儿童使用阿司匹林、安乃近、尼美舒利等药物退热。

（3）液体混悬剂口服前需摇匀后再服用，因为液体混悬剂易沉降，每次使用时，一定要先摇匀，以保证每次使用

诊疗相关事项

时药物浓度大致相同（如果没有经过混匀而直接服用，很可能混悬液的上层药量较少，下层药量较多，造成服药浓度不准确，进而影响疗效）。

（4）有惊厥病史的孩子需及早使用退热药（腋温≥38℃或之前惊厥发生的体温阈值前）。高热惊厥是因体内温度急剧增高，造成大脑出现异常放电，从而引起突发的全身抽搐。

（5）孩子服用退热药后可能会大量出汗，需适当减少或更换衣物，避免着凉。

（6）一般体温低于38.5℃时请耐心护理，可采用物理降温，勤测体温。

配合物理降温	以下情况必须就医
✓ 可以温水浴30~40℃给孩子擦洗身体 ✓ 多喝温开水，清淡饮食 ✓ 可以辅助用退热贴贴在额头等位 ✓ 孩子出汗时要及时减少或更换衣服散热 ✓ 不推荐冰水或酒精擦浴方法退热	发热时如果孩子服用过退热药体温降下来后，精神状态较好（这点最重要），玩耍自如，饮食正常，皮肤红润，这些情况表明病情并不严重，可以继续观察。如果出现下面一些情况，必须及时到医院就诊 ✓ 拒绝进食、水或精神差，表现出非常不舒服的样子 ✓ 出现脱水表现，如哭时眼泪少，排尿少，皮肤弹性降低，口腔黏膜干燥等 ✓ 同时伴有其他症状，如频繁头痛、呕吐、腹泻、呼吸明显困难等 ✓ 发热超过72小时仍然没有缓解

（十一）解除隔离

对于居家康复感染者自出现症状之日起计，居家隔离须满 7 天；如居家隔离满 7 天时未使用退热药情况下，发热症状消退超过 24 小时，且其他症状好转，可解除隔离，如仍有发热症状，待发热症状消退超过 24 小时且其他症状好转后解除隔离，解除隔离后可返岗复工，无需进行核酸和抗原检测。特殊行业和岗位的隔离康复和返岗要求，按照行业主管部门规定执行。

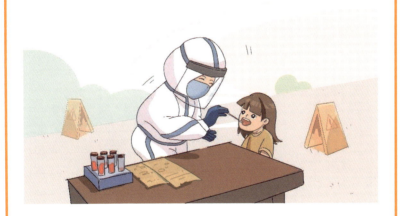

诊疗相关事项

（十二）新冠病毒感染者用药目录

多位药学、临床、中医专家，结合北京市的气候特点，参考本轮疫情用药实际，论证了《新冠病毒感染者用药目录（第一版）》，现推荐给社会公众。此版用药目录按照中西药分开的原则，是对国家第九版诊疗方案中推荐用药的完善和补充，针对发热、咽痛等6类中医诊断症状推荐67个中药品种；针对咳嗽、咳痰等4类临床症状推荐41个西药品种。这108个中西药产品中有很多非处方药（OTC），除了医院以外，患者也可以根据自身症状需求，从零售药店、电商平台等多种渠道获得。

新冠病毒感染者用药目录第一版（中药部分）		
序号		药品名称
1	发热、咽痛、全身痛、舌苔黄为主	连花清瘟颗粒/胶囊
2		金花清感颗粒
3		双黄连口服液/颗粒
4		金莲清热颗粒
5		清热解毒口服液
6		抗病毒口服液
7		柴银颗粒/口服液
8		银翘解毒丸/软胶囊
9		小柴胡颗粒/片
10		抗感颗粒

续表

序号		药品名称
11	发热、咽痛、全身痛、舌苔黄为主	小儿热毒清颗粒
12		瓜霜退热灵
13		桑菊感冒片/颗粒
14		板蓝根颗粒
15		复方银花解毒颗粒
16		银丹解毒颗粒
17		清肺排毒颗粒
18		疏风解毒颗粒/胶囊
19		化湿败毒颗粒
20		宣肺败毒颗粒
21		清开灵颗粒/片/胶囊/软胶囊
22		小儿豉翘清热颗粒
23		维C银翘片(中西复方制剂)
24	怕冷、发热、全身痛、流清涕为主，可伴有咽痛	感冒清热颗粒/口服液
25		正柴胡饮颗粒
26		荆防颗粒
27		九味羌活丸
28		感冒疏风颗粒
29		四季感冒片
30		感冒软胶囊
31		芎菊上清丸
32		袓卡木颗粒
33		儿感清口服液
34		小儿柴桂退热口服液

续表

序号		药品名称
35	咽痛、发热、舌苔黄	六神丸/胶囊
36		蓝芩口服液
37		蒲地蓝消炎口服液
38		西瓜霜润喉片
39		金嗓子喉片
40		金喉健喷雾剂
41		穿心莲内酯滴丸
42		牛黄上清丸
43		牛黄解毒片
44		牛黄清火丸
45		栀子金花丸
46		新癀片
47		清咽滴丸
48	咳嗽、黄痰、舌苔黄为主	复方鲜竹沥液
49		急支糖浆
50		肺力咳合剂

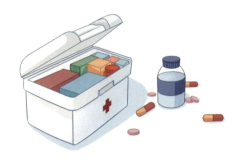

续表

序号		药品名称
51	咳嗽、黄痰、舌苔黄为主	强力枇杷露
52		射麻口服液
53		牛黄蛇胆川贝液
54		通宣理肺丸/口服液
55		羚羊清肺丸/颗粒
56		清肺抑火丸
57		川贝枇杷膏
58		儿童清肺口服液
59		小儿肺热咳喘口服液
60		金振口服液
61		小儿清肺化痰颗粒
62		止咳橘红颗粒/丸/口服液
63		百蕊颗粒
64		养阴清肺丸/口服液（干咳为主）
65	恶心、呕吐、腹泻	藿香正气软胶囊/口服液
66	高热	羚羊角口服液
67		紫雪胶囊
针对6类症状67种中药		

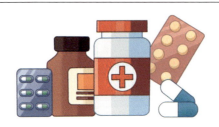

诊疗相关事项

新冠病毒感染者用药目录第一版（西药部分）		
序号		药品名称
1	发热	对乙酰氨基酚混悬滴剂
2		对乙酰氨基酚干混悬剂
3		对乙酰氨基酚颗粒
4		对乙酰氨基酚口服混悬液
5		对乙酰氨基酚口服溶液
6		对乙酰氨基酚缓释片
7		对乙酰氨基酚片
8		布洛芬片
9		布洛芬缓释胶囊
10		布洛芬混悬滴剂
11		布洛芬颗粒
12		布洛芬混悬液
13		双氯芬酸钠肠溶缓释胶囊
14		双氯芬酸钠肠溶片
15		双氯芬酸钠缓释胶囊
16		双氯芬酸钠缓释片

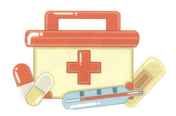

续表

序号		药品名称
17	发热	双氯芬酸钠栓
18		吲哚美辛栓
19		精氨酸布洛芬颗粒
20		洛索洛芬钠片
21		小儿布洛芬栓
22		阿司匹林泡腾片
23		安乃近片
24		米格来宁片
25		去痛片
26	发热、流鼻涕、鼻塞、打喷嚏等感冒症状	复方氨酚烷胺胶囊
27		氨酚麻美干混悬剂
28		酚麻美敏混悬液
29		复方氨酚甲麻口服液
30		复方对乙酰氨基酚片
31		小儿氨酚黄那敏颗粒
32		氨酚伪麻美芬片
33		氨咖黄敏胶囊
34		氯芬黄敏片
35	咽干咽痛	地喹氯铵含片

诊疗相关事项

续表

序号		药品名称
36	咳嗽咳痰	桉柠蒎肠溶胶囊
37		羧甲司坦口服溶液
38		福多司坦口服溶液
39		氨溴特罗口服溶液
40		氢溴酸右美沙芬胶囊/口服溶液
41		福尔可定口服溶液
针对4大类症状41种西药		

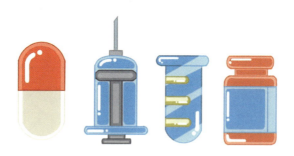

四、自测抗原方法

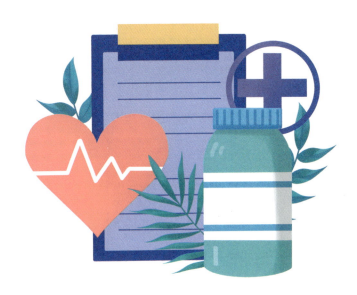

自测抗原方法

1. 自测前先要清洗手部。
2. 打开试剂盒，仔细阅读说明书，检查自测试剂的情况，包括拭子、采样管以及检测卡等。
3. 确认检测环境，一般要求在14~30℃的常温条件下进行，通常将检测卡平放于清洁处。
4. 采样之前，用卫生纸擤去鼻涕，然后小心取出鼻拭子，注意不要用手部碰到拭子头部。
5. 头部微扬，一只手执拭子贴鼻孔深入一侧鼻腔内部1~1.5 cm，大约为鼻拭子前端拭子头的长度，贴近鼻腔旋转至少4到5圈，停留时间不少于15秒。

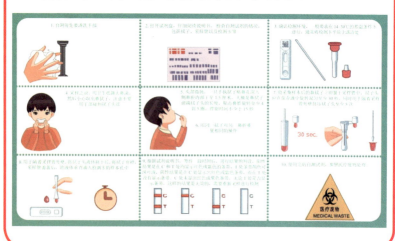

6. 用同一拭子对另一鼻腔重复相同的操作。
7. 将采集样本后的鼻拭子立即置于采样管中，拭子头应在保存液中旋转混匀至少 30 秒，同时用手隔着采样管外壁挤压拭子头至少 5 次。
8. 用手隔着采样管外壁，将拭子头液体挤干后，将拭子弃掉，采样管盖盖后，将液体垂直滴入检测卡的样本孔中。
9. 根据试剂说明书，等待一段时间后，进行结果的判读，阳性结果是在 C 和 T 处均显示红色或紫色的条带，T 处条带颜色可深可浅，阴性结果是在 C 处显示出红色或紫色条带，而在 T 处没有显示条带。C 处未显出红色或紫色条带，无论 T 处是否显示条带，这样的结果是无效的，需要重新采样进行检测。
10. 使用完的自测试剂，参照医疗废物处理。

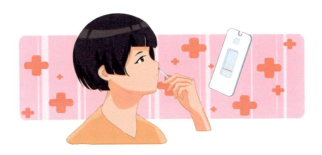

五、提醒注意事项

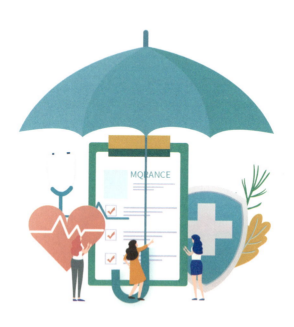

（一）紧急就医提醒

出现以下任一症状时，需要急诊就医。
1. 经药物治疗后体温仍持续高于 38.5℃，超过 3 天。
2. 体温 35℃ 及以下。
3. 抽搐。
4. 呼吸困难或气促。
5. 失语或不能行动。
6. 不能苏醒或不能保持清醒。
7. 胸部或腹部疼痛。
8. 头晕或意识混乱或精神状态明显转变。
9. 虚弱或脚步不稳。
10. 孕妇出现头痛头晕、心慌憋气等症状，或出现腹痛、阴道出血或流液、胎动异常等。
11. 儿童出现嗜睡、持续拒绝进食、喂养困难、持续腹泻或呕吐等。

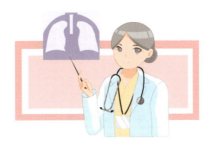

提醒注意事项

（二）重要事项提醒

1. 目前广泛传播的奥密克戎变异病毒株传播力极强，容易引起家庭传播。
2. 重症或死亡高风险人群包括：未接种疫苗人士、80岁以上高龄老年人、5岁以下儿童、怀孕28周及以上孕妇、免疫受抑制人群、血透析患者以及其他慢性病患者。他们感染新冠病毒后发生重症或死亡的风险高。
3. 轻症的非高风险人群可以选择居家康复。
4. 接种新冠疫苗对于预防重症、死亡的发生具有重要的作用；建议3岁以上适龄无接种禁忌人群接种疫苗，保护个人健康。
5. 做好个人有效防护和手卫生，可以降低感染风险。
6. 居家康复应配备体温计、纸巾、医用防护口罩（N95/KN95）、一次性手套、消毒剂等个人防护用品和消毒产品及带盖的垃圾桶等必要物资。

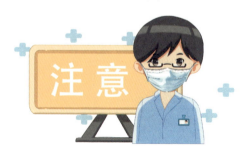